SMOOTHIES KOCHBUCH

Köstlichsten Smoothie Rezepte Zum Entschlacken Und Entgiften

(Mit Smoothies Gesund Abnehmen & Entgiften)

Tom Dresdner

Herausgegeben von Sharon Lohan

© **Tom Dresdner**

Smoothies Rezeptbuch: Köstlichsten Smoothie Rezepte Zum Entschlacken Und Entgiften (Mit Smoothies Gesund Abnehmen & Entgiften)

ISBN 978-1-990334-94-8

INHALTSVERZEICHNIS

Kapitel 1: Richtig mixen

Das richtige Mixen eines Smoothies ist das A und O. Ganz grob lässt sich die Zutatenliste in drei Kategorien einteilen: Zwei Tassen Blattgemüse, zwei Tassen Flüssigkeit und drei Tassen Obst. Zu Blattgemüse zählen unter anderem Spinat, Grünkohl, Mangold, Pak Choi, verschiedene Kohlsorten sowie Brennessel und Löwenzahn. Die Flüssigkeiten können ganz einfach Wasser sein, aber auch Mandelmilch, Fruchtsaft oder Kokosnusswasser.

Bei der Zugabe der Früchte kann sich an den Lieblingssorten orientiert werden. Mangos, Orangen und Pfirsiche verleihen dem Smoothie eine sommerliche und exotische Note. Passend dazu wäre natürlich das Kokoswasser, oder Kokosmilch für mehr Cremigkeit. Aber auch saisonale und regionale Früchte wie Äpfel, Birnen und heimische Beeren verleihen dem Smoothie die Stärke an Nährstoffen, auf die sich der Körper freut. Wer dem ganzen noch einen Booster verleihen möchte, kann auf Kakao, Acai Pulver, Spirulina, Maca oder andere Gewürze zurückgreifen. Das verleiht dem Smoothie noch mehr wichtige Mineralstoffe und das gewisse Etwas.

Um den perfekten Smoothie zu mixen, sind allerdings ein paar Regeln zu beachten. Zuallererst sollte die Flüssigkeit bestimmt werden, mit der der Smoothie gemixt werden soll. Denn diese hilft dem Mixer, die

Obst- und Gemüsesorten auch richtig zu zerkleinern. Außerdem wird der Smoothie ohne Zugabe von Flüssigkeit in den meisten Fällen eine Spur zu dickflüssig. In der Regel reicht, es 150 bis 250 Milliliter Wasser oder andere Flüssigkeiten hinzuzugeben, das kommt ganz auf die Leistung des Mixers an. Im nächsten Schritt werden die Früchte ausgesucht. Wer sich eine cremige Textur wünscht, sollte nicht auf Bananen, Mangos oder Birnen verzichten. Ein Stück Avocado verleiht dem Smoothie zusätzliche Sämigkeit.

Wenn ein grüner Smoothie hergestellt werden soll, ist die Wahl des Blattgemüses an der Reihe. Für einen guten Start wird häufig Spinat oder Feldsalat empfohlen, da diese den geringsten Eigengeschmack haben. Nichts ist schlimmer, als wenn der erste grüne Smoothie furchtbar schmeckt und man sich richtig quälen muss. Es soll ja auch schmecken. Daher empfiehlt es sich bei grünen Smoothies immer wieder, sich langsam heranzutasten und nach und nach neue Blattgemüsesorten auszuprobieren. 60 Prozent sollten also süße Früchte ausmachen und maximal 40 Prozent grünes Blattgemüse. Dabei ist das Volumen entscheidend und nicht das Gewicht.

Nun geht es ans Mixen und da stellt sich die nächste wichtige Frage: Welcher Mixer ist der richtige für mich? Um diese Frage beantworten zu können, sollte erst einmal klar sein, wie oft Smoothies im Ernährungsplan auftauchen sollen. Möchte ich mein Frühstück künftig jeden Morgen mit einem leckeren Smoothie beginnen? Sollte dieser auch eine besonders feine Konsistenz aufweisen, weil ich ihn ansonsten nicht gut trinken kann? Dann ist es durchaus eine Überlegung wert, sich einen Hochleistungsmixer mit verschiedenen Einstellungen und einem Stößel anzuschaffen. Diese sind sehr teuer, sind ihr Geld allerdings auch wert. Mit dem Stößel kann der Mixer dabei unterstützt werden, das Obst oder Gemüse auch ordentlich zu zerkleinern, das hilft vor allem bei gefrorenen Früchten. Eine Pulse Taste ist auch nicht zu verdenken, denn damit gibt man dem Mixer eine Starthilfe und er mixt sozusagen nicht ins Leere, weil er die Zutaten nicht greifen kann. Soll der Smoothie aber nur hin und wieder auf dem Speiseplan auftauchen und ist auch die Konsistenz nicht so relevant, reicht ein einfacher Smoothiemixer für unter 100 Euro. Hier ist lediglich zu beachten, dass diese Modelle nicht für andere Zwecke, wie das Mahlen von Nüssen oder Zerkleinern von gefrorenen Früchten verwendet werden kann. Dafür reicht die Leistung einfach nicht aus.

Besonders leckere Kombinationen, die gleichzeitig gute Nährstoffgehalte aufweisen sind beispielsweise Erdbeeren mit Bananen. Dabei ist die Banane die Basisfrucht und sollte in größeren Mengen als die Erdbeere vorkommen. Gerade im Sommer sorgt die Kombination von Mango und Ananas für Urlaubsfeeling und exotische Geschmacksexplosionen.

Birne mit Orange harmoniert ebenfalls wunderbar, genauso wie Äpfel mit Heidelbeeren. Bei allen Kombinationen gilt: Die erste Frucht ist die Basis und sollte in größeren Mengen als die zweite Frucht vorkommen. Zusätzliche und natürliche Geschmacksverstärker können beispielsweise Vanille, Zimt oder auch Pfeffer sein. Letzterer sorgt unter anderem auch dafür, dass so manche Inhaltsstoffe, wie beispielsweise Kurkuma besser vom Körper aufgenommen und verwertet werden können.

Insgesamt muss ein Smoothie nicht länger als eine Minute gemixt werden, dann sind alle Zutaten in einer wunderbaren Konsistenz und warten nur darauf, getrunken zu werden. Wer keinen Hochleistungsmixer besitzt, ist gut beraten, die einzelnen Zutaten vorher kleiner zu schneiden. Dann hat der Mixer weniger Arbeit und die Gefahr der Überhitzung ist ebenfalls geringer. Für alle, die den Smoothie nutzen wollen, um andere Quellen zu erhöhen, wie beispielsweise Proteine, können diverse Ergänzungen in den Mixer legen. Das wäre beispielsweise Proteinpulver oder auch roher Kakao für einen besonders leckeren Geschmack.

Gojibeeren erhöhen ebenfalls den Proteinwert und steuern Beta-Carotin sowie Antioxidantien bei. Maca-Wurzel ist ein absoluter Geheimtipp für mehr Energie, Ausdauer und eine gesteigerte Libido. Chia und Leinsamen erhöhen den Anteil an Omega 3 Fettsäuren und Meeresalgen steuern Jod bei.

Kapitel 2: Doch was ist eigentlich ein Smoothie?

Smoothie ist vom englischen Wort „smooth" abgeleitet, was so viel heißt wie „glatt", „weich", „geschmeidig". Es bezieht sich auf die weich cremige Konsistenz des Smoothies.

Diese leicht dickflüssige Konsistenz bekommt der Smoothie im Gegensatz zum einfachen Saft daher, weil bei der Verarbeitung neben Fruchtsäften vor allem auch Fruchtpüree und Fruchtmark zum Einsatz kommt. Dabei wird die ganze Frucht zu einem Brei zerkleinert, weshalb ein Smoothie wesentlich reichhaltiger ist als ein herkömmlicher Fruchtsaft, der lediglich aus dem Saft der Frucht gewonnen wird. Je nach Belieben und Zubereitungsart kann ein Smoothie auch mit Milch, Joghurt oder Kokoswasser zubereitet werden, was Konsistenz und Geschmack zusätzlich beeinflusst. Der tatsächliche Smoothie besteht allerdings nur aus reinen Früchten.

Ein Smoothie wird aufgrund seiner Reichhaltigkeit nicht als durstlöschendes Getränk zum Essen genossen, sondern als eigenständige Zwischenmahlzeit, die auch einen kleinen Hunger stillen kann.

Dabei solltest Du beim Kauf eines Smoothies achten

Heute gibt es unzählige Marken, die Smoothies verkaufen. Bei der immer größer werdenden Auswahl sinkt die Qualität bei einigen Herstellern auch. Trotz vieler exotischen und außergewöhnlichen Früchte, die immer mehr Smoothies enthalten, sinken die Preise für die Fruchtgetränke immer weiter. Bei dem Angebot sollte darauf geachtet werden, dass der Smoothie mindestens zur Hälfte aus Fruchtpüree besteht, denn das macht einen cremigen Smoothie aus. Viele Hersteller verwenden zum Großteil Säfte wie zum Beispiel Apfelsaft als Grundlage für den Smoothie und strecken diesen damit. Damit ist der Smoothie geschmacklich weniger intensiv und die Hochwertigkeit nicht mehr gegeben. Auf keinen Fall solltest Du einen Smoothie kaufen, der mit Wasser gestreckt wurde oder dem sämtliche künstlichen Stoffe oder zusätzlich Zucker hinzugefügt wurde. Ein richtiger Smoothie enthält von Natur aus die richtige Süße und einen großartigen Geschmack.

Smoothie: gesund oder ungesund?

Ein Smoothie hat wegen der vielen Früchte, die in ihm stecken, einen besonders hohen Vitamingehalt. Zudem sind die Vitamine in natürlicher Form vorhanden und können sofort vom Körper aufgenommen werden. Obwohl Smoothies sehr gesund sind, sollten sie nur dosiert getrunken werden. Da eine kleine Flasche Smoothie bereits viele verschiedene Früchte enthält, beinhaltet eine solche Portion auch dementsprechend viel Zucker und somit Kalorien. Bei übermäßiger Zufuhr kann es also auch beim Smoothie Trinken zu einer Gewichtszunahme kommen. Gleichzeitig hat der Körper durch die flüssige Konsistenz des Getränkes nicht den gleichen Sättigungseffekt, wie durch das

Essen einer ganzen Frucht. Wird eine vollständige Frucht gegessen, hat der Körper mehr Arbeit diese zu verdauen, als den bereits zubereiteten Smoothie.

Der „grüne" Smoothie

Immer beliebter werden auch Gemüse Smoothies, die eine gesündere Alternative zu dem reinen Frucht Smoothie bietet. Bei einem Gemüse Smoothie werden neben den Früchten auch bestimmte Gemüsesorten verarbeitet. Besonders beliebt sind hier Gurken, Grünkohl, Brokkoli oder Spinat, welche dem Gemüse Smoothie auch seine meist grüne Farbe geben. Das Gemüse enthält weniger Zucker, die Geschmackskomposition in Kombination mit den Früchten wirkt dennoch abgerundet und sehr erfrischend. Auch Menschen, die sonst lieber auf das Gemüse verzichten, könnten hier auf ihren Geschmack kommen.

Neben wichtigen Vitaminen bieten spezielle Gemüsesorten wie zum Beispiel Brokkoli eine wichtige Proteinquelle, die den grünen Smoothie zu einem richtigen Booster werden lassen, der Energie, Vitamine und Eiweiß spendet.

Einen frischen Smoothie selber herstellen

Wer sich selbst gerne einen frischen Smoothie zubereiten möchte, hat dazu mehrere Möglichkeiten. Wenn es möglichst schnell und unkompliziert gehen soll, kann man auf tiefgekühlte Smoothies zurückgreifen. Diese sind bereits portioniert in einem Beutel aufbewahrt und müssen nur noch aufgetaut werden. Der Vorteil zu den Smoothies in den

Supermarktregalen besteht darin, dass Vitamine und wertvolle Inhaltsstoffe noch besser erhalten bleiben, wenn das Obst nach dem Pürieren sofort eingefroren wird. Zudem sind die abgepackten Smoothies im Supermarkt meistens in Plastikflaschen abgefüllt. Wenn möglich sollte die ungesunde Plastikverpackung gemieden werden, ebenso wie lichtdurchlässige Flaschen im Allgemeinen, da einige, in den Frucht Smoothies enthaltenen Vitamine lichtempfindlich sind und somit viele ihrer gesunden Vitamine verlieren, bevor das Obstgetränk überhaupt verzehrt wurde.

Außerdem geben die frisch aufgetauten Smoothies einen besonderen Frische Kick.

Wenn man bereit ist, etwas mehr Zeit zu opfern, lohnt es sich selbstverständlich den Smoothie aus frischem, ganzem Obst selbst zuzubereiten. Dies wird eine Geschmacksexplosion garantieren, zudem weiß man ganz sicher, aus welchen Zutaten das Getränk besteht und unter welchen Bedingungen der Smoothie zubereitet wurde. Wenn frische und ganze Früchte frisch verarbeitet werden und sofort verzehrt werden, beinhaltet der selbstgemachte Smoothie zudem mehr Ballast- und Mineralstoffe.

Bei dieser Methode kann sich jeder frei entfalten und sich in seinen eigenen Kreationen üben, denen nur die Fantasie ihre Grenzen setzt.

Zuerst wird das für den Smoothie benötigte Obst und Gemüse eingekauft. Wer es besonders gesund möchte, kann hierbei selbstverständlich auch biologisch angebautes Obst und Gemüse zurückgreifen. Bei der

Auswahl sollte darauf geachtet werden, sich eine möglichst passende Komposition zusammenzustellen. Um eine möglichst cremige Konsistenz des Smoothies zu erhalten, eignet sich die Zugabe von Bananen. Wer sich ausschließlich auf sehr wasserhaltige Früchte beschränkt, wird als Endprodukt eher einen Saft als einen Smoothie erhalten.

Außerdem sollte versucht werden, Früchte der jeweiligen Saison zu kaufen, da diese dann am frischesten und aromatischsten sind. Gerade im Sommer und zum Herbstbeginn können viele frische Früchte verarbeitet werden.

Bei der Verarbeitung werden die Früchte von ihrer Schale getrennt und anschließend in kleine Stücke geschnitten. Anschließend werden die Obst- und Gemüsestücke mit einem Pürierstab zu einem Brei zerkleinert oder mit einem Standmixer püriert. Bei der Gerätewahl kommt es auf die Menge und die Wahl des Obstes an. Für Jemanden, der sich häufig einen frischen Smoothie zubereiten möchte, gibt es die Möglichkeit, sich einen Smoothie Mixer oder Maker zuzulegen. Diese gibt es bereits ab 30 Euro je nach Volumen in diversen Shops zu kaufen.

Mango – Molke – Smoothie mit Ingwer und Dinkel

Zutaten für 1 Person:

1 kleines Stück frische Ingwer
75g Mangofruchtfleisch
2 EL frischer Zitronensaft
175ml Natur – Molke
1 EL Dinkel- oder Weizenkleie
Pro Portion etwa:
100 kcal

Und so geht's:

1 kleines Stück frischen Ingwer sorgfältig abschälen, fein reiben und mit 75 g Mangofruchtfleisch, 2 EL frischem Zitronensaft, 175 ml Natur-Molke und 1 EL Dinkel- oder Weizen-Kleie in einen Mixer geben und pürieren. Den Drink sofort genießen.

„Vogelmiere- Smoothie"

Zutaten:
- 3 Orangen
- 2 Äpfel
- 1-2 Bund Vogelmiere
- 2 TL Honig

Zubereitung:
Zuerst die Kerne aus den Äpfeln entfernen und anschließend in Stücke schneiden. Danach die Orangen auspressen.

Die Apfelspalten und den gepressten Orangensaft mit Honig und Vogelmiere in einen Mixer geben und alles gut pürieren.

Zu guter Letzt in 2 Gläser füllen und den Smoothie genießen.

Kokosnuss-Bananen-Ingwer Energie Drink

Zutaten
1/2 Becher junges Thai Kokosfleisch
2 Bananen, geschält
Ein Teelöffel Ingwer (Je nach Geschmack, mehr oder weniger)
3 Becher Baby Spinat
250ml Kokosnuss Wasser

Zubereitung
Alle Zutaten im Mixer auf hoher Geschwindigkeit für 30 Sekunden mixen. Genieß deinen Smoothie!

Avocado-Kiwi-Smoothie

Zutaten

1 große Avocado ohne Stein
2 geschälte Kiwis
300 g grüne, kernlose Weintrauben
1 großer, entkernter Apfel
100 ml Wasser
150 g Crushed Eis
5 Blätter Minze

Zubereitung

Alle Zutaten in den Smoothie-Mixer geben und gut mixen.

Himbeer-Römersalat-Smoothie

Zutaten

2 Guaven, geschält
100 g Himbeeren
etwas Minze
3-4 Blätter Römersalat
100 ml stilles Wasser

Zubereitung

Alle Zutaten in den Smoothie-Mixer geben und gut mixen.

Heidelbeer-Brombeer-Smoothie

1 Handvoll Heidelbeeren
1 Handvoll Brombeeren
1 Esslöffel gemahlene Mandeln
1 Handvoll Kirschen, ohne Kerne
Saft einer halben Zitrone
Wasser nach Bedarf

Zubereitung:
Alles für eine Minute gut mixen.
Die Beeren werden auch als heimische Superfoods bezeichnet und strotzen nur so vor Nährstoffen. Das einzige, was hierbei beachtet werden muss ist, dass die Kirschen vor dem Mixen entkernt werden müssen.

7. Erdbeer-Smoothie

Zubereitungszeit: ca. 15 Minuten - 4 Portionen
Zutaten:

- 800 g Erdbeeren
- 90 g Puderzucker
- 400 g Naturjoghurt
- 120 ml Sahne

Zubereitung:

1. Waschen Sie die Erdbeeren, entstielen und in Stücke schneiden
2. Die Erdbeeren, Puderzucker, Naturjoghurt sowie Sahne in einen Mixer geben und so lange auf höchster Stufe mixen bis eine flüssig cremige Masse entsteht
3. Sie können die Gläser mit Erdbeeren garnieren
4. Dazu passen auch Eiswürfel. Servieren und genießen.

Hulk Smoothie

Zutaten:
1. 20g Grünkohl
2. 100g Blattspinat
3. 1 Salatgurke
4. 1 Grüner Apfel
5. Limette
6. 5- 10 g Ingwer Frisch
7. 250g Apfelsaft
8. 1- 2 EL Honig, wenn man will

- Zutaten in den Mixer geben oder in den Thermomix und Dann gut durchpürieren (Thermomix auf Stufe 10)
- Grünkohl ist reich an Vitamin C und Calcium
1. Macht dich zum „Hulk"
2. Lecker
3. Schöne grüne Konsistenz

- Fazit:// Ich habe den Smoothie damals zum ersten Mal probiert und war wirklich erstaunt wie lecker eig. „Grünkohl" oder Ingwer sein kann... in Flüssigform

Gartenwiese

1 Banane
1 Apfel
1Handvoll Brennnesseln oder Rucola oder Sauerampfer
1 Zweig Minze
1 Zweig Basilikum
1 Stück Ingwer
2 TLHonig
1 ELZitronensaft
1 TLÖl
200 mlApfelsaft, naturtrüb

Dieser Smoothie lässt sich leicht zubereiten. Du musst einfach alle Zutaten gut abwaschen und klein schneiden. Dann gibst du alles zusammen, abgesehen vom Öl & Zitronensaft, in den Mixer und pürierst auf einer mittleren Stufe, bis eine homogene Masse entsteht. Nun kannst du dein Smoothie je nach gewünschter Konsistenz mit etwas naturtrüben Apfelsaft verdünnen.
Zum Schluss gibst du das Öl und den frisch gepressten Zitronensaft hinzu und verrührst noch einmal alles mit einem Löffel.
Das Öl ist sehr wichtig, es löst gewisse Stoffe und Vitamin und hilft dem Körper dabei diese aufzunehmen. Der Honig, Ingwer und Zitronensaft wirken zusätzlich entzündungshemmend und stärken

das Immunsystem.

WALDBEEREN SMOOTHIE

Zutaten:

- 200 g gefrorene gemischte Beeren
- 200 ml Cranberrysaft
- 100 ml Mineralwasser

Step by Step:

Alle Zutaten in den Mixer geben und gut durchmixen.

Durchschnittliche Nährwerte

	Pro Portion
Brennwert	191 kcal
Kohlenhydrate	40,6 g
Eiweiß	3,8 g
Fett	1,0 g

Mango Smoothie

Zutaten:

Für 4 Portionen

2	Mangos
20	Minzblättchen
400g	Naturjoghurt
2 EL	Honig

Zubereitung:

Mango schälen und entkernen.

Minzblättchen waschen, trockentupfe und klein hacken. Mit Joghurt und Honig verrühren.

Alles für ca. 1 Stunde in den Kühlschrank geben.

Alles im Mixer pürieren.

Mango-Kokos-Tanz

Zutaten für 1-2 Portionen

- ☐ 1 Mango
- ☐ 240ml Kokosmilch
- ☐ 1 Banane
- ☐ 10g Kokosflocken
- ☐ n.B. Kokoswasser

Zubereitungstipp: Bei der Kokosmilch hast du die Wahl. Du kannst entweder die intensive und cremige Kokosmilch aus der Dose benutzen, wenn du allerdings lieber einen fettarmen Smoothie haben möchtest, kannst du auch „Alpro Kokosmilch" aus dem Tetrapack benutzen. Diese schmeck allerdinggs nicht ganz so aromatisch. The coice is yours!

Nährwerte: echte Kokosmilch:746 Kcal - 61g Kohlenhydrate - 7,2g Eiweiß - 8g Ballaststoffe - 49g Fett

Nährwerte Alpro-Kokos:374Kcal - 62g Kohlenhydrate - 3,5g Eiweiß - 8g Ballaststoffe - 9g Fett

„Grüne Gesundheit"

Zutaten:
- 1 Avocado
- 1 Apfel
- 1 Gurke
- 2 Handvoll Spinat
- 2 Zitronen-/ Limettensaft
- 500 ml Kokoswasser

Zubereitung:

Die Avocado schälen und den Kern entfernen. Den Apfel waschen und danach alle Zutaten in kleine Stücke schneiden. Anschließend alles in den Mixer füllen und den Zitronen-/ Limettensaft und das Kokoswasser hinzugeben. Nun den Brei gut durchmixen

Grüner Blaubeer-Avocado Smoothie

Zutaten
Ein Becher Wasser
Ein Becher Frische Blaubeeren
Eine Banane
Eine halbe gerissene Avocado
2 angehäufte Becher Spinat
Ein Esslöffel Agave
1 Becher Eiswürfel

Zubereitung
In einen Mixer alles zusammen mixen, bis die gewünschte Konsistenz erreicht ist.

Kokosnuss-Apfel-Ingwer Smoothie

Zutaten
250ml ungesüßte Kokosnussmilch
Ein roter Apfel
2 mittelgroße Karotten
1,5cm Ingwerwurzel, gepellt und gerieben
2 Teelöffel Chia Samen, eingeweicht für 15 Minuten

Zubereitung
Beginnend mit der Flüssigkeit, alle Zutaten im Mixer auf hoher Geschwindigkeit für 30 Sekunden mixen. Genieß deinen Smoothie!

Wilder-Kräuter-Smoothie

Zutaten

2 Äpfel, entkernt
1 Handvoll Sauerampfer
8 Löwenzahnblätter
5 Blatt Schafsgarbe
6 Stängel weißer Gänsefuß
400 ml stilles Wasser

Zubereitung

Alle Zutaten in den Smoothie-Mixer geben und gut mixen

Trauben-Smoothie

Zutaten

200 g Romanasalat
200 g dunkle Trauben
1 Apfel, entkernt
4 getrocknete Feigen ohne Kern (vorher 8 Std. in 200 ml Wasser einweichen)

Zubereitung

Alle Zutaten in den Smoothie-Mixer geben, auch das Feigen-Wasser, und gut mixen.

Petersilien Smoothie

1 Bund Petersilie, gewaschen
1 Apfel, geviertelt mit Gehäuse
1 Gurke, geschält
1 reife Banane
Wasser

Zubereitung:
Alles 1 Minute mixen, ergibt etwa 1 Liter Smoothie

Petersilien-Melonen-Smoothie

1 Bund Petersilie, gewaschen
3 Tassen Melonen, grob gewürfelt

Zubereitung:
Alles 1 Minute mixen, ergibt etwa 1 Liter Smoothie

Avocado-Kiwi-Apfel-Smoothie

Zubereitungszeit: ca. 10 Minuten - 4 Portionen

Zutaten:
- 1 Avocado
- 4 Kiwis
- 2 Bananen
- 0,4 Liter Apfelsaft
- 0,2 Liter Wasser
- 2 Spritzer Zitronensaft

Zubereitung:

1. Kiwi und Avocado schälen, waschen, halbieren, entkernen und in mundgerechte Stücke schneiden. Bananen schälen und in Stücke schneiden.
2. Nun alle Zutaten in einen Mixer geben und auf der höchsten Stufe sehr fein pürieren.
3. Nun den Smoothie in Behälter umfüllen und mit Puderzucker bestäuben.
4. Dazu passen auch Eiswürfel. Servieren und genießen.

Avocado Kiwi Apfel Smoothie

1/2 Avocado
2 Kiwi
1 kleineBanane
0,2 LiterApfelsaft
0,1 LiterWasser
1 SpritzerZitronensaft

Die Avocado schälen, entkernen und klein schneiden. Die Kiwi schälen und klein schneiden. Die Banane ebenfalls schälen und klein schneiden.

Alles in einen Mixbecher geben und zusammen mit Apfelsaft, Zitronensaft und Wasser mixen

Feuerwehr

250 gHimbeeren
200 gNaturjoghurt/Sojajoghurt
300 mlOrangensaft, frisch gepresst
n. B. Honig/Agavendicksaft

Zu Beginn einfach die Himbeeren waschen und mit
dem Joghurt in den Blender geben. Kurz auf mittlerer
Stufe mixen, bis eine angenehm cremige Konsistenz
entsteht. Wenn die Himbeeren gekühlt gelagert
wurden, schmeckt der Smoothie besonders gut und
wirkt sehr erfrischend. Eine gute Alternative zu dem
handelsüblichen Joghurt ist ein hochwertiger
Sojajoghurt. Dieser enthält außerdem sehr viele
natürliche Proteine, welche den Stoffwechsel antreiben
und bei der gesunden Gewichtsreduktion enorm
helfen.
Anschließend gibst du den frisch gepressten
Orangensaft hinzu. Hierbei verweise ich immer gerne
auf Beiprodukte.
Jetzt einfach den Mixer erneut anschmeißen und alles
auf mittlerer Stufe für ca. 30 Sekunden verrühren. Je
nach Belieben, kann man mit etwas Honig oder
Agavendicksaft süßen.
Der, durch die kalten Himbeeren gekühlte, Smoothie ist
sehr erfrischen und kann mit einem Strohhalm verzehrt
werden.

BANANEN-KOKOS SMOOTHIE

Zutaten:

- 1 Banane
- 20 g getrocknete Cranberry
- 150 ml Kokosmilch
- 50 g Naturjoghurt
- Saft einer ½ Limette

Step by Step:

Alle Zutaten in den Mixer geben und gut durchmixen.

Durchschnittliche Nährwerte

	Pro Portion
Brennwert	207 kcal
Kohlenhydrate	42,9 g
Eiweiß	3,7 g
Fett	1,7 g

Erdbeer-Buttermilch-Smoothie

Zutaten:

Für 2 Portionen

200g	Erdbeeren
2 EL	Zucker
250ml	Buttermilch
3 Stiele	Pfefferminz

Zubereitung:

Stiele von der Minze und Erdbeeren entfernen. Minze klein hacken.

Alles in den Mixer geben und zur gewünschten Konsistenz mixen.

Sunday-Surfer

Zutaten für 1-2 Portionen

- ☐ 1 Banane
- ☐ 1 Blutorange
- ☐ 50g Heidelbeere
- ☐ 100g Tk- Himbeeeren
- ☐ 200ml Karottensaft

„Während du deinen Sunday-Surfer genießt: Schließe die Augen und findest dich im Abendrot auf einem Surfbrett surfend in der Karibik wieder"

Nährwerte:315 Kcal — 65,3g Kohlenhydrate — 5,3g

Eiweiß -   17,1g Ballaststoffe – 1,4g Fett

„Kokos- Ananas- Smoothie" (ALKOHOLISCH)

Zutaten:

· 600g Ananas
· 300g Joghurt
· 400 ml Kokosmilch
· 8 cl Kokossirup

Zubereitung:

Die Ananas waschen und in kleine Stückchen schneiden. Das Joghurt, die Kokosmilch und die geschnittene Ananas gemeinsam mit Kokossirup in einen Mixer geben. Anschließend alles pürieren und knapp 60 Minuten in den Kühlschrank stellen.

Den Smoothie- Brei in zwei Gläser füllen, schön verzieren und anrichten. Lass es dir schmecken!

Gurken-Apfel und Ingwer Smoothie

Zutaten
Eine kleine Gurke
Eine Handvoll Spinat
Ein Apfel
Ein Esslöffel Minze-Ingwer
Frisch gepresster Limettensaft (1 Limette)
Ein Esslöffel Honig/Agave/Ahorn Sirup
Ein Becher Wasser
Optional (für nicht-Veganer): Bienen Pollen

Zubereitung
Entfernen sie ung. 60% der Gurkenschale. Fügen sie nun alle Zutaten, die Bienen Pollen ausgenommen, in einen Mixer und mischen sie diese bis die gewünschte Konsistenz erreicht ist. Die Pollen streuen sie jetzt auf ihren Smoothie.

Spinat-Ananas-Smoothie

Zutaten

1 kleine Bioananas, geschält
1 Handvoll Feldsalat und Spinat
1 Glas stilles Wasser
½ TL Spirulinapulver

Zubereitung

Alle Zutaten in den Smoothie-Mixer geben und gut mixen.

Zucchini-Gurken-Fenchel-Smoothie

Zutaten

350 g Zucchini
650 g Gurke
150 g Fenchel

Zubereitung

Alle Zutaten in den Smoothie-Mixer geben, nach Belieben mit Wasser auffüllen und gut mixen.

Feldsalat Smoothie

4 Handvoll Feldsalat
1 Stange Staudensellerie
halbe Salatgurke
1 Avocado
1 Birne
1 Scheibe Zitrone
1 größeres Stück Kurkuma
ca. 400 ml Wasser

Zubereitung:
Die Gurke zusammen mit dem Salat, der Sellerie und der Avocado und ca. 150 ml Wasser mixen
Die restlichen Zutaten in den Mixer geben, kurz mixen dabei Wasser nachfüllen bis der Smoothie eine gute Konsistenz hat.

Tropischer-Smoothie

Zubereitungszeit: ca. 10 Minuten - 4 Portionen

Zutaten:

- 2 Gläser Ananassaft
- 1 Banane
- 1 Birne
- 300 ml Buttermilch
- 4 Birnen für Garnierung

Zubereitung:

1. Birne und Ananas schälen, waschen, halbieren, entkernen und in mundgerechte Stücke schneiden. Bananen schälen und in Stücke schneiden.
2. Nun alle Zutaten in einen Mixer geben und auf der höchsten Stufe sehr fein pürieren.
3. Birnen in Scheiben schneiden und die Behälter damit dekorieren.
4. Nun den Smoothie in Behälter umfüllen.

Dazu passen auch Eiswürfel. Servieren und genießen.

Yellow-Melone:

250 ggelbe Wassermelone
1/2 Limette
1   Stück Ingwer, gerieben, ca. 2 cm
3 Minzblätter
1 Prise(n)Nelkenpulver
 etwasZimt
 einigeEiswürfel, optional

Achte beim Kauf der Wassermelone darauf, dass sie kernlos ist. Wir benötigen nur das Fleisch der gelben Wassermelone, ca. 250g.
Die Limettenhälfte gut auspressen, damit du einen frischen, sauren Saft bekommst. Falls deine Limette ungespritzt und gut abgewaschen ist, kannst du auch hier etwas von der der Schale in deinen Smoothie reiben.
Anschließend reibst du ca. 2cm geschälten Ingwer und gibst alle Zutaten zusammen in deinen Blender. Hier reicht eine kurze Zeit auf hoher Stufe.
Das Nelkenpulver, der Zimt, der Ingwer und die Minze ergeben in Kombination mit den Früchten ein tolles Geschmackserlebnis.
Je nach Belieben, kannst du nun deinen Shake mit Eiswürfeln verfeinern. Pass aber auf, dass er nicht zu wässrig wird.

DREIFRUCHT SMOOTHIE

Zutaten:

- Saft von 4 Orangen
- 1 Banane

- 2 Kiwis

Step by Step:

Alle Zutaten in den Mixer geben und gut durchmixen.

Durchschnittliche Nährwerte

	Pro Portion
Brennwert	439 kcal
Kohlenhydrate	94,1 g
Eiweiß	8,2 g
Fett	2,1 g

Honigmelonen-Beeren-Smoothie

Zutaten:

Für 2 Portionen

½	Honigmelone
100g	Himbeeren
100g	Blaubeeren
1 EL	Ahornsirup

Zubereitung:

Honigmelone schälen und in Stücke schneiden.

Alle Zutaten im Mixer cremig mixen.

Hug-me

Zutaten für 1-2 Portionen

- ☐ 60g Hagebutten
- ☐ 200g Mirabellen
- ☐ 200ml Apfelsaft
- ☐ 5 Minzblätter

Ein wahrer Vitamin C Kick. Vitamin C scheint das Spezialgebiet der Hagebutten zu sein.

Zubereitungstipp: Die Hagebutten solltest du vorsichtig halbieren und die Kerne im inneren entfernen. Das Fruchtfleisch kommt in dem Mixer. Mit den Kernen solltest du nicht in Berührung kommen, vielleicht kennst du sie als „Juckpulver" von früher… Ach ja und denk daran, auch die Mirabellen zu entkernen und vielleicht etwas klein zu schneiden.

Nährwerte:280 Kcal – 60,9g Kohlenhydrate – 3,8g Eiweiß - 6,4g Ballaststoffe – 0,8g Fett

Inspiration-Drink

Ergibt 2 Portionen
Pro Portion: ca. 145 Kalorien
Zubereitungszeit: ca. 7 Minuten

Zutaten:
½ Bund Basilikum
100 g Wassermelone
1 Avocado
130 g Heidelbeeren (alternativ: Beerenmix TK)
1 Aprikose
½ Teelöffel Matcha-Pulver
1 Prise Safran
Etwas Honig nach Belieben
75 ml Wasser

Zubereitung:

1. Waschen Sie den Spinat und schütteln Sie ihn trocken. Waschen Sie das Obst und schälen Sie Melone und Avocado. Schneiden Sie alles grob in Stücke.
2. Geben Sie alle Zutaten in den Mixer.
3. Zerkleinern Sie alles 30 Sekunden auf mittlerer Stufe, dann 1 Minute auf höchster Stufe.
4. Nach Belieben können Sie nun weitere Flüssigkeit angießen, bis die gewünscht Konsistenz erreicht ist.

Und das macht diesen Smoothie so gesund:

- Wirkt schmerzstillend und stimmungsaufhellend
- Macht wach und verbessert die Leistungsfähigkeit
- Fördert die Konzentration
- Schützt Nerven- und Gehirnzellen und hilft ihnen dabei, sich zu regenerieren

„Nuss- Früchte- Smoothie"

Zutaten:

- 4 Handvoll Beeren
- 1 Banane
- 2 Handvoll Nüsse (je nach Belieben)
- 250g Naturjoghurt
- 100 ml Milch

Zubereitung:

Die Banane schälen, in kleine Stücke schneiden.
Nun muss die Banane für knapp zwei Stunden in das Tiefkühlfach. Nun alle Zutaten in den Mixer geben. Nun die Nüsse sowie die Milch beimischen und alles gut mixen.

Grüner Power Smoothie

Zutaten
Ein Becher Hafermilch
Ein Becher Kokosnusswasser
Ein Teelöffel Spirunlina
2 Teelöffel Flachssamen
Ein Esslöffel Bio Kokosnussmilch
1/4 Becher gefrorene Beeren
Ein Teelöffel Probiotika
2 Esslöffel Natürlicher Bio Joghurt
Eine Priese Zimt
Zwei Tropfen Stevia für die Süße

Zubereitung
Alle Zutaten im Mixer mischen. Bon Appetit!

Grünkohl-Avocado-Smoothie

Zutaten

1 Banane, geschält
½ Grünkohl
1 Avocado, geschält und ohne Kern
5-8 Blätter Basilikum
Limettensaft

Zubereitung

Alle Zutaten in den Smoothie-Mixer geben und bis zur 1 Liter Markierung mit stillem Wasser auffüllen. Gut mixen.

Mandarinen-Spinat-Smoothie

Zutaten

Der Saft von 4-5 frisch gepressten Mandarinen
1 Banane, geschält
1 Stück Ingwer (ca. 1 cm)
¼ TL gemahlener Kardamom
½ TL Vanillepulver
1 Handvoll Spinat
1 EL Mandelmus
150 ml stilles Wasser

Zubereitung

Alle Zutaten in den Smoothie-Mixer geben und gut mixen.

Ingwer- Granatapfel Smoothie

2 Handvoll Rucola
1 Handvoll Spinat
halbe Salatgurke
2 Avocados
1 Banane
1 Birne
1 Granatapfel
1 Stück Ingwer (etwa so groß wie eine Fingerkuppe)
1/4 Bio-Zitrone mit Schale
Wasser

Zum Garnieren:
Stängel mit 6 Blättern Verbene
etwas frischer Rosmarin

Zubereitung:
Rucola, Spinat und die Kerne vom Granatapfel in den Mixbehälter geben mit ein wenig Wasser bei höchster Drehzahl mixen.
Danach die restlichen Zutaten hinzugeben und die Drehzahl langsam bis zum Maximum erhöhen. Eventuell noch Wasser hinzugeben da die Avocado für eine sehr feste Bindung sorgt.
Smoothie garnieren und genießen.

Aprikosen_Himbeer-Smoothie

Zubereitungszeit: ca. 10 Minuten - 4 Portionen

Zutaten:

- 500 ml Dickmilch oder Sauermilch
- 100 ml Milch 3,5%
- 200 g Aprikosen
- 200 g Himbeeren
- 3 EL Ahornsirup

Zubereitung:

1. Aprikosen waschen, halbieren, entkernen und in mundgerechte Stücke schneiden.Himbeeren waschen und in Stücke schneiden.
2. Nun alle Zutaten in einen Mixer geben und auf der höchsten Stufe sehr fein pürieren.
3. Nun den Smoothie in Behälter umfüllen.
4. Dazu passen auch Eiswürfel. Servieren und genießen.

Pflaumenmus:

2 getrocknete Pflaumen
100ml Dickmilch (1,5 % Fett)
1TL Zimt (nach Belieben auch mehr)
100ml Mineralwasser (eiskalt)
Eiswürfel
Nach Belieben Agavendicksaft
1 Zimtstange

Zu Beginn die Trockenpflaumen entkernen und in grobe Stücke schneiden. Diese nun mit der Dickmilch und dem gemahlenen Zimt in deinen Mixer geben und schön schaumig pürieren.
Danach die Eiswürfel und das eiskalte Wasser untermischen und den Smoothie in ein Glas füllen.
Die Zimtstange verwendest du als Deko und Geruchsaroma auf deinem Smoothie.
Falls der Smoothie die nicht süß genug ist, verwende etwas Honig oder Agavendicksaft.

APFEL-AVOCADO SMOOTHIE

Zutaten:

-       1 Avocado
-       250 ml Apfelsaft
-       1 TL Olivenöl
-       Saft von einer Zitrone
-       50 ml Mineralwasser

Step by Step:

Avocado entkernen und Fruchtfleisch von der Schale lösen.
Alle Zutaten in den Mixer geben und gut durchmixen.

Durchschnittliche Nährwerte

	Pro Portion
Brennwert	369 kcal
Kohlenhydrate	36,6 g
Eiweiß	3,0 g
Fett	22,2 g

Kiwi-Kokos-Smoothie

Zutaten:

Für 2 Portionen

300ml	Kokosnussdrink
4	Kiwis
1	Banane

Zubereitung:

Banane und Kiwis schälen und klein schneiden.

Das Obst im Mixer mixen und anschließend den Kokosdrink einmischen.

Erdbeerfeuer

Zutaten für 1-2 Portionen

- ☐ 300g Erbeeren
- ☐ 1 Orange
- ☐ ½ Rote Chilli
- ☐ 4 Blätter Minze
- ☐ 200ml Mandelmilch

Hast du die Feuerprüfung bestanden ?

Nährwerte:219 Kcal - 35g Kohlenhydrate - 5g Eiweiß - 9,8g Ballaststoffe - 3,7g Fett

„Erdnuss- Bananen- Smoothie"

Zutaten:

- · 2 gefrorene Banane
- · 1 Handvoll Babyspinat
- · 300 ml Milch
- · 2 EL Erdnussbutter

Zubereitung:

Den Spinat waschen und die Banane in kleine Stücke schneiden. Nun muss die Banane für knapp zwei Stunden in das Tiefkühlfach. Anschließend alle Zutaten in den Mixer geben und gut mixen.

Grüner Pfirsich-Feigen Smoothie mit Vanille

Zutaten
2 kleine Pfirsiche, entkernt
4 große Feigen
1/2 Teelöffel Vanille Extrakt
3 Becher frischer Babyspinat (Oder Salat)
250ml gefiltertes Wasser

Zubereitung
Beginnend mit der Flüssigkeit, alle Zutaten im Mixer auf hoher Geschwindigkeit für 30 Sekunden mixen. Genieß deinen Smoothie!

Einfacher Spinat-Smoothie

Zutaten

150 g frischen Blattspinat
150 ml frisch gepresster Orangensaft
1 reife, geschälte Banane
1 EL Mandelmus

Zubereitung

Alle Zutaten in den Smoothie-Mixer geben und gut mixen.

Ananas-Bananen-Smoothie

Zutaten

½ Ananas, geschält
1 Banane, geschält
1 cm Ingwer
½ Kopfsalat
250 ml stilles Wasser

Zubereitung

Alle Zutaten in den Smoothie-Mixer geben und gut mixen.

Salat- Mango Smoothie

2 Handvoll bunte Salatmischung
1 Apfel
halbe Mango
ca. 125ml Wasser

Zubereitung:
Zutaten vorbereiten, waschen und zerkleinern.
Alle Zutaten gut mixen und frisch genießen.

Bananen-Joghurt-Nutella-Smoothie

Zubereitungszeit: ca. 10 Minuten - 4 Portionen

Zutaten:

- 500 ml Milch
- 500 ml Naturjoghurt
- 8 TL Nutella
- 4 Bananen (4 Scheiben als Dekoration)
- 4 TL Honig
- 8 Eiswürfel

Zubereitung:

1. Bananen schälen und in Stücke schneiden.
2. Nun alle Zutaten in einen Mixer geben und auf der höchsten Stufe sehr fein pürieren.
3. Nun den Smoothie in Behälter umfüllen 4 Scheiben Bananen schneiden und als Dekoration darauf legen.
4. Dazu passen auch Eiswürfel. Servieren und genießen.

Exotische Smoothies

Bangkok:

1 Mango
1/4 Ananas
1 Banane
1 Orange
1 ELKokosmilch

Im ersten Schrittsolltest du die Mango schälen und das Fruchtfleisch vom Kern trennen. Dann die Ananas schälen und klein schneiden, je nach Geschmack und nach Größe der Ananas kannst du auch eine halbe verwenden. Verzichte auf das harte Innere der Ananas. Jetzt nur noch die Banane schälen und zerkleinern und die Orange auspressen.
Mango, Ananas und Bananenstücke in den Mixer geben, den Saft der Orange und ca. 1 - 2 EL Kokosmilch dazugeben. Pürieren, bis alles schön cremig ist und genießen.

Tipp: Entscheidend ist hier wieder die Reife der Mango & Ananas! Der Geschmack und die Süße sind optimal, wenn die Früchte gut gereift sind. Bei einer guten Reife der Früchte, muss man auch nicht extra süßen. Dieser Smoothie ist auch eiskalt sehr lecker und hält sich gut im Kühlschrank.

TOMATEN COCKTAIL

Zutaten:

- 2 große Tomaten
- 250 ml Buttermilch
- etwas Tabasco
- 10 g Crushed Ice

Step by Step:

Alle Zutaten in den Mixer geben und gut durchmixen.

Durchschnittliche Nährwerte

	Pro Portion
Brennwert	106 kcal
Kohlenhydrate	13,2 g
Eiweiß	9,2 g
Fett	1,5 g

Grüner-Bananen-Smoothie

Zutaten:

Für 2 Portionen

1	Banane
200g	Himbeeren
10g	Minze
½ Bund	Petersilie
100g	Romanasalt
150ml	Wasser (still)

Zubereitung:

Banane schälen und in grobe Stücke schneiden.

Das Obst und Gemüse in den Mixer geben. Anschließend die restlichen Zutaten beimischen und durch mixen. Bei Bedarf mit etwas Wasser strecken.

Besuch bei Oma

Zutaten für 1-2 Portionen

☐　　**1 Apfel**

☐　　120g Mangold

☐　　25g Salbei

☐　　1 Banane

☐　　**Wasser**

Nährwerte:236　Kcal　－　45,3g　Kohlenhydrate　－　4,6g
Eiweiß -　8,8g Ballaststoffe – 1,2g Fett

„Tropischer- Spinat- Smoothie"

Zutaten:
- 3- 4 Handvoll Spinat
- 1 Gurke
- 2 Bananen
- 2 Pfirsiche
- 300 ml Kokoswasser

Zubereitung:
Zu Beginn das Obst und das Gemüse waschen und danach schälen.
Anschließend auch das Kokoswasser in den Mixer geben und pürieren.

Tipp: Wenn keine bestimmte Spinatsorte erwähnt wird, dann ist „Babyspinat" die beste Wahl, kann aber je nach Belieben abgeändert werden!

Grüner Koriander Smoothie mit Mango und Limette

Zutaten
2 Esslöffel frischer Limettensaft
1/2 Becher Wasser
2 Becher Koriander oder Spinat, gehackt
1 1/2 Becher gefrorene Mango
Ein Becher grüne Trauben

Zubereitung
Alle Zutaten in einem Mixer bis zur gewünschten Konsistenz mixen. Wasser hinzufügen — falls gewünscht. Bon Appetit!

Kiwi-Apfel-Ananas-Smoothie

Zutaten

1 grüner Apfel, entkernt
½ Ananas, geschält
1 Handvoll Spinat
1 Kiwi, geschält
1 kleines Stück Ingwer
1 Schuss Limettensaft
etwas frische Minze

Zubereitung

Alle Zutaten in den Smoothie-Mixer geben und bis zur 1 Liter Markierung mit stillem Wasser auffüllen. Gut mixen.

Mango-Melissen-Smoothie

Zutaten

1 Bund Zitronenmelisse
½ Handvoll Löwenzahn
½ Handvoll Spinatblätter
1 Mango, geschält und ohne Kern
1 Banane, geschält
1 Apfel, entkernt

Zubereitung

Alle Zutaten in den Smoothie-Mixer geben und bis zur 1 Liter Markierung mit stillem Wasser auffüllen. Gut mixen.

Brennnessel Smoothie

2-3 Handvoll Brennnessel

2 EL geschälte Hanfsamen

1 Banane

3 weiche Datteln

etwa 300ml Kokoswasser oder Wasser

Zubereitung:

Zutaten vorbereiten und bei hoher Drehzahl gut mixen bis eine gute Konsistenz erreicht ist.

KATER KILLER

Zutaten:

- 1 Banane

- ½ Mango
- 250 ml Wasser
- 50 g Feldsalat
- 50 g Blattspinat
- 1 Stange Staudensellerie
- 50 g Salatgurke
- etwas Ingwer

Step by Step:

Alle Zutaten in den Mixer geben und gut durchmixen.

Durchschnittliche Nährwerte

	Pro Portion
Brennwert	202 kcal
Kohlenhydrate	42,6 g
Eiweiß	4,0 g
Fett	1,2 g

Kefir-Smoothie

Zutaten:

Für 2 Portionen

400ml	Kefir
2 TL	Schmelzflocken
150g	Beerenmischung
200ml	Orangensaft
2 TL	Kokosflocken
2 TL	Zitronensaft

Zubereitung:

Alles zusammen in den Mixer geben und gut mixen. Bei Bedarf mit etwas Wasser strecken.

Grüner Kokosnuss-Pfirsich Smoothie

Zutaten
2 Becher Spinat
2 Becher Kokosnussmilch
2 Becher geschnittenen Pfirsiche
Eine Orange, geschält

Zubereitung
Einfach mixen und genießen!

Grüner Weihnacht´s Smoothie

2 Handvoll Rucola
2 Handvoll Spinat
1 Banane
1 Kiwi
1 Mandarine
4 Prisen Zimt
Wasser

Zubereitung:
Alle Zutaten in den Mixer geben beginnend mit dem Blattgrün. So lange mixen bis der Smoothie eine schöne Konsistenz hat.

Tipp:
Der Smoothie kann mit einem Stück Mandarine garniert werden.

Apfel-Zimt Smoothie mit Bok Choy

Zutaten
2 Äpfel
Ein Teelöffel Zimt
2 Mandarinen, geschält und entkernt
1/4 Avocado
2 Köpfe Baby Bok Choy (oder 2 Becher)
250ml gefiltertes Wasser

Zubereitung
Beginnend mit der Flüssigkeit, alle Zutaten im Mixer auf hoher Geschwindigkeit für 30 Sekunden mixen.

Mango-Joghurt-Traum

Ergibt 2 Portionen

Pro Portion: ca. 125 Kalorien

Zubereitungszeit: ca. 7 Minuten

Zutaten:
1 Orange
150 g Mango (frisch oder TK)
100 g Magermilchjoghurt
2 Esslöffel Hanfsamen
1 Esslöffel Chia-Samen
75 ml Wasser

Zubereitung:

1. Schälen Sie die Orange sowie ggf. die Mango und schneiden Sie alles grob in Stücke.
2. Geben Sie alle Zutaten in den Mixer.
3. Zerkleinern Sie alles 30 Sekunden auf mittlerer Stufe, dann 45 Sekunden auf höchster Stufe.
4. Nach Belieben können Sie nun weitere Flüssigkeit angießen, bis die gewünscht Konsistenz erreicht ist.

Und das macht diesen Smoothie so gesund:

- Stärkt die Nerven
- Wirkt stimmungsaufhellend und leicht beruhigend
- Schützt Nervenzellen
- Unterstützt die Bildung von Botenstoffen im Gehirn

Pflaumen - Nuss Smoothie

Zutaten für 1 Glas:
-
100ml Wasser, 25ml Kirschsaft
-
4 Pflaumen, 1/2 Banane
-
6 Walnüsse
-
2 TL Leinsamenschrot, 1 TL Sesamöl
Zubereitung:
Das Obst abwaschen, die Banane und die Pflaumen in kleine Stücke schneiden.
Die Pflaumen in 100ml Wasser einweichen lassen für 20 Minuten.
Das entstandene Pflaumenwasser mit allen anderen Zutaten in einen Mixer oder Smoothie Maker geben und mixen.
Anschließend den Smoothie in ein Glas abfüllen und genießen.

Preiselbeeren Smoothie

Zutaten für 1 Glas:

-

125ml Orangensaft (kein Konzentrat)

-

2 Cashewkerne

-

50g Preiselbeeren

-

1 Spritzer frische Zitrone (alternativ 1 TL Limettensaft)

-

1TL Sesamöl

Zubereitung:

Die Preiselbeeren abwaschen, entrispen und mit allen anderen Zutaten in einen Mixer oder Smoothie Maker geben und mixen.

Anschließend den Smoothie in ein Glas abfüllen und genießen.

Fit in den Tag Smoothie

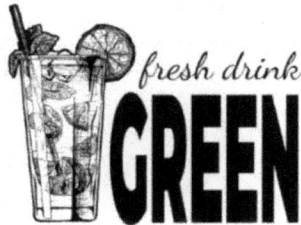

Zubereitungszeit	10 Minuten
Geeignet für	2 Portionen

Zutaten:
- 90 g Blattspinat, frisch
- 280 ml Orangensaft
- 80 ml Wasser
- 2 Äpfel
- 8 Erdbeeren
- 1 Kiwi
- 1 TL Kokosöl
- 1 TL Kurkuma

Zubereitung:
1. Blattspinat gründlich waschen und die größeren Stiele entfernen.

2. Äpfel klein schneiden, den Strunk der Erdbeeren entfernen und diese abspülen, Kiwi schälen und alles miteinander im Mixer pürieren.

Bananen Gemüse Smoothie

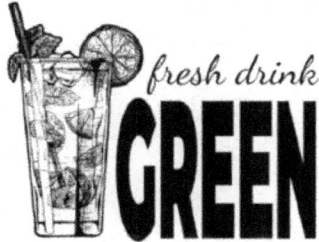

Zubereitungszeit	10 Minuten
Geeignet für	2 Portionen

Zutaten:
- 3 Bananen, reif
- 80 g Brokkoli
- 75 g Blattspinat
- ½ Zucchini
- 1 Apfel
- 1 cm Ingwer
- ½ TL Kardamom
- 300 ml Wasser

Zubereitung:
1. Brokkoli waschen und in Röschen teilen, Blattspinat ordentlich durchspülen und Blätter abzupfen.

2. Zucchini und Apfel waschen und klein schneiden, Ingwer klein hacken.

3. Im Mixer fein pürieren.

Blaubeer- und Erdbeer-Smoothie

Profitiere von den frischen Waldblaubeeren, die im Spätsommer erhältlich sind, wenn du kannst.

Zutaten (1 Portion)
120g Blaubeeren
120g Erdbeeren, entstielt
120g einfacher fettarmer Joghurt
60ml Milch

Wie wird's gemacht?
Alle Zutaten in einen Mixer geben. 1 Minute lang mischen, bis alles glatt ist. In ein Glas geben und sofort servieren.

Bananen- Erdbeer-Smoothie

Zutaten

410 g	**Erdbeeren**
2	**Bananen, reif**
410 ml	Orangensaft

Arbeitszeit: ca. 11 Min.
Zubereitungszeit: ca. 6 Min.
Schwierigkeitsgrad: simpel
Kalorien p. P.: keine Angabe

Zubereitung

Erdbeeren abwaschen, putzen, in einen Mixer füllen.
Bananen abschälen, zerschneiden, in den Mixer geben.
Orangensaft zugießen, pürieren.

Ananas-Heidelbeere Smoothie

Dauer: 3 Minuten

Zutaten:

- 1 Scheibe frische Ananas
- 1 Handvoll Heidelbeeren
- 2 EL Müsli
- 200 - 300 ml Wasser

Zubereitung:

Von der Ananas (keine Dosenananas!) eine Scheibe runterschneiden. Sie sollte ca. 4 - 6 cm dick sein. Das Fleisch von der Außenhaut schneiden und in Würfel zerkleinern. Anschließend alle Zutaten zusammenmixen.
Je nachdem wie dick- oder dünnflüssig Ihr euren Smoothie mögt, variiert ihr mit der Wassermenge.

Wirkung:

Heidelbeeren und Ananas gelten als die Vorreiter der Antioxidantien. Sie reinigen den Körper von Schadstoffen, die wir täglich aufnehmen, und regen Körper und Geist an. Speziell die Ananas ist reich an Vitalstoffen, wie Kalium, Magnesium, Eisen und Aminosäuren. Ein wichtiger Aromastoff, der in der

Ananas enthalten ist, heißt Vanillin. Vanillin ist ein Neurotransmitter. Es regt unsere Synapsen im Gehirn an und dient zugleich als stimmungsaufheller.

Haferflocken – Bananen – Himbeer – Joghurt - Smoothie

Zutaten für 3 - 4 Portionen:

120g Haferflocken
100g Himbeeren, gefroren
1 Banane, geschält und geschnitten
2 EL Honig
300 ml Milch
250g griechischer Joghurt

Zubereitung:

Alle Zutaten zusammen in den Mixer geben und mixen, bis alles sehr gut verbunden ist.

Avocado Ginger Smoothie

Zutaten für 1 Person (201 kcal)

- 1 Tasse Kokosnusswasser
- 1 halbe Avocado (geschält und entkernt)
- 1 Teelöffel Ingwer
- 1 EL Grünteepulver

Alle aufgelisteten Zutaten in den Mixer oder Smoothie Maker geben und zu einem cremigen Saft mixen. Nachdem mixen, wenn möglich sofort genießen.

Grüner Tropischer Gelbwurz Säuberungs-Smoothie

Zutaten
2 Becher Grünkohl
2 Becher Kokosnussmilch
2 Becher Ananas
Ein Becher Mango
Der Saft einer halben Zitrone
Ein Esslöffel Ingwer
1/4 – 1/2 Teelöffel Gelbwurzel, wie gewünscht

Zubereitung
Alle Zutaten zusammenmixen und genießen!

Happy Cherry

Ergibt 2 Portionen
Pro Portion: ca. 180 Kalorien
Zubereitungszeit: ca. 7 Minuten

Zutaten:
150 g Sauerkirschen (TK)
1 Apfel
100 ml Mandelmilch
1 Messerspitze Matcha-Pulver
2 Esslöffel Haferkleieflocken
2 Teelöffel gemahlene Mandeln
2 Esslöffel Hanfsamen
2 Teelöffel Leinsamen
Etwas Honig nach Belieben
150 ml Wasser

Zubereitung:

1. Waschen Sie den Apfel und schneiden Sie ihn grob in
Stücke.
2. Geben Sie alle Zutaten in den Mixer.
3. Zerkleinern Sie alles 2 Minuten auf höchster Stufe.
4. Nach Belieben können Sie nun weitere Flüssigkeit
angießen, bis die gewünscht Konsistenz erreicht ist.

Und das macht diesen Smoothie so gesund:
- Gibt Energie und verbessert die kognitive

Leistungsfähigkeit
- Schützt Nervenzellen und unterstützt die Bildung von Botenstoffen im Gehirn
- Stärkt die Nerven

Brain Teaser

Ergibt 2 Portionen
Pro Portion: ca. 65 Kalorien
Zubereitungszeit: ca. 8 Minuten

Zutaten:
½ Handvoll Blattspinat
½ Handvoll Brennnesselblätter
10 Minzblätter
½ Avocado
1 Apfel
1 Mandarine
100 ml Wasser
Etwas Honig nach Belieben
Einige Eiswürfel (nach Belieben)

Zubereitung:

1. Waschen Sie das Obst, Salat, Brennnesselblätter und Minze und schütteln Sie alles trocken. Schälen Sie die Mandarine und die Avocado. Schneiden Sie alles grob in Stücke.
2. Geben Sie alle Zutaten in den Mixer.
3. Zerkleinern Sie alles 30 Sekunden auf mittlerer Stufe, dann 1 Minute auf höchster Stufe.
4. Nach Belieben können Sie nun weitere Flüssigkeit angießen, bis die gewünscht Konsistenz erreicht ist.
5. Den Smoothie in ein Glas gießen und nach Belieben

Eiswürfel oder Crushed Ice zugeben.

Und das macht diesen Smoothie so gesund:
- Fördert die Konzentration
- Wirkt stimmungsaufhellend und anregend
- Schützt Nerven- und Gehirnzellen und hilft ihnen
dabei, sich zu regenerieren

Mango - Spinat Smoothie

Zutaten für 1 Glas:

-

1/2 Mango

-

60g Blattspinat (auch gefroren)

-

1 TL Kokosöl

-

150ml Apfelsaft naturtrüb (kein Konzentrat verwenden)

-

1 TL Sesamöl
Zubereitung:

Die Mango gründlich waschen, schälen und das Fruchtfleisch in grobe Stücke schneiden.
Den Spinat ebenfalls gründlich waschen.
Alle Zutaten einen Smoothie-Maker oder Mixer geben und mixen.
Anschließend den Smoothie in ein Glas abfüllen und genießen.

Spinat Joghurt Smoothie

Zubereitungszeit	10 Minuten
Geeignet für	2 Portionen

Zutaten:
- 225 g Blattspinat, frisch
- 15 g getrocknete Tomaten
- 175 ml Sojajoghurt
- 175 ml Sojamilch
- 1 TL Agavendicksaft
- ½ Zitrone

Zubereitung:
1. Den Spinat ordentlich waschen und die Stiele entfernen.

2. Eine halbe Zitrone auspressen und den Saft zusammen mit den restlichen Zutaten im Mixer pürieren.

Kraftbanane

Ein dickflüssiger und füllender Smoothie, der dich für einen Tag im Büro vorbereitet.

Zutaten (1 Portion)
1½ Bananen, geschält und geviertelt
1 Esslöffel glatte Erdnussbutter
200ml Milch

Wie wird's gemacht?
Alle Zutaten in einen Mixer geben und 1 Minute lang mischen. In ein Glas geben und sofort servieren.

Kiwi - Banane - Smoothie

Zutaten

1,5	Bananen
1	Kiwi
0,6 Liter	Orangensaft
0,5 TL	Honig

Arbeitszeit: ca. 6 Min.
Zubereitungszeit: ca. 6 Min.
Schwierigkeitsgrad: simpel
Kalorien p. P.: ca. 176 kcal

Zubereitung
Banane und Kiwi kleinschneiden, pürieren, Orangensaft zugeben, mit Honig süßen.

Der A-B-F Smoothie

Dauer: 4 Minuten

Zutaten:
- 1 Apfel
- 1 Birne oder Banane
- 100 g Feldsalat
- 1 Zitrone
- 200 ml Wasser oder Kräutertee

Zubereitung:

Das Obst und den Salat schneidet ihr in Stücke und gebt es in den Mixer. Wer keinen Mixer zuhause hat kann auch einen Pürierstab hernehmen. Halbiert die Zitrone und presst den Saft in die "Mixtur". Gebt anschließend noch das Wasser oder den Tee dazu und mischt alles durch. Auch hier sollte der Tee wieder kalt sein, da sonst viele Nährstoffe verloren gehen.

Wirkung:

Der Salat ist reich an Eisen und Vitamin C. Wenn man bedenkt, dass ein Großteil der Menschen in Deutschland an einem Eisenmangel leidet, ist schnell geklärt was für Vorteile dieser Smoothie mit sich bringt. Symptome wie brüchige Nägel, abfallende Leistungsfähigkeit und Chronische Krankheit sind gute

Indizien für so einen Mangel. Frauen z.B. haben wegen der Menstruation einen höheren Bedarf an Eisen.

Kiwi – Bananen – Orangen - Smoothie

Zutaten für 1 Portion:

½ Banane, geschält und geschnitten
1 Kiwi, geschält und geschnitten
Saft von 1 Orange

Zubereitung:

Alle Zutaten zusammen in den Mixer geben und mixen,
bis alles gut verbunden ist.

Chia Beeren Smoothie

Zutaten für 1 Person (121 kcal)

- 120 ml Wasser
- 1 Hand voll gemischte Beeren
- 120 ml ungesünder Granatapfelsaft
- 1/2 EL Chia Samen

Alle aufgelisteten Zutaten in den Mixer oder Smoothie Maker geben und zu einem cremigen Saft mixen. Nachdem mixen, wenn möglich sofort genießen.

Chia Beeren Smoothie

Zutaten für 1 Person (121 kcal)

- 120 ml Wasser
- 1 Hand voll gemischte Beeren
- 120 ml ungesünder Granatapfelsaft
- 1/2 EL Chia Samen

Alle aufgelisteten Zutaten in den Mixer oder Smoothie Maker geben und zu einem cremigen Saft mixen. Nach dem Mixen wenn möglich sofort genießen.

Grüner morgendlicher Energie Smoothie

Zutaten
Eine Banane
Eine Kiwi, geschält
3 Esslöffel Goji-Beeren
Ein Esslöffel Kakaopulver
Ein Stängel Sellerie, gehackt
1/2 Becher frische Petersilie, gehackt
250ml Kokosnusswasser
2-3 Eiswürfel zum kühlen

Zubereitung
Beginnend mit der Flüssigkeit, alle Zutaten im Mixer auf hoher Geschwindigkeit für 30 Sekunden mixen.

Pfefferminz Shake

3 Blätter Pfefferminze
 6 frische Erdbeeren
 2 Orangen, geschält, geviertelt
 2 EL Rosinen
 1 Banane, geschält
 1 EL Sonnenblumenkerne
 1 EL Kürbiskeren
 1 TL Leinsamen
 10 Stück Eiswürfel
 Eventuell: noch Wasser oder Reismilch

Zubereitung:
Alles für eine Minute gut mixen.

Glücksgefühle

Ergibt 2 Portionen
Pro Portion: ca. 105 Kalorien
Zubereitungszeit: ca. 7 Minuten

Zutaten:
250 g Wassermelone
1 Apfel
1 Orange
½ Avocado (mit Kern)
100 ml Wasser
½ Vanilleschote
Etwas Honig nach Belieben
Einige Eiswürfel nach Belieben

Zubereitung:

1. Waschen Sie das Obst und schälen Sie die
Wassermelone, die Orange und die Avocado.
Schneiden Sie alles grob in Stücke.
2. Geben Sie alle Zutaten, auch den halben
Avocadokern, in den Mixer.
3. Zerkleinern Sie alles 2 Minute auf höchster Stufe.
4. Nach Belieben können Sie nun weitere Flüssigkeit
angießen, bis die gewünscht Konsistenz erreicht ist.
5. In ein Glas füllen und nach Belieben Eiswürfel oder
Crushed Ice hinzugeben.

Und das macht diesen Smoothie so gesund:
- Schützt Nerven- und Gehirnzellen und hilft ihnen dabei, sich zu regenerieren
- Stärkt die Nerven und wirkt harmonisierend
- Beruhigend

Be strong!

Ergibt 2 Portionen
Pro Portion: ca. 75 Kalorien
Zubereitungszeit: ca. 7 Minuten

Zutaten:
1 Esslöffel Chia-Samen
125 ml Wasser
1 Grapefruit
1 Orange
2 Esslöffel Hanfsamen
2 Kiwi
Etwas Honig nach Belieben
Einige Eiswürfel nach Belieben

Zubereitung:

1. Die Chia-Samen in 50 ml Wasser einrühren und 10 Minuten quellen lassen. Waschen Sie in der Zwischenzeit die Kiwis und schälen Sie Grapefruit und Orange. Schneiden Sie alles grob in Stücke.
2. Geben Sie alle Zutaten in den Mixer.
3. Zerkleinern Sie alles 2 Minuten auf höchster Stufe.
4. Nach Belieben können Sie nun weitere Flüssigkeit angießen, bis die gewünscht Konsistenz erreicht ist.
5. In ein Glas füllen und nach Belieben Eiswürfel oder Crushed Ice hinzugeben.

Und das macht diesen Smoothie so gesund:
- Stärkt die Nerven
- Wirkt stimmungsaufhellend und leicht beruhigend
- Schützt Nervenzellen
- Unterstützt die Bildung von Botenstoffen im Gehirn

Mangold Obst Smoothie

Zubereitungszeit	10 Minuten
Geeignet für	2 Portionen

Zutaten:
- 200 g Mangold
- 1 Banane
- 1 Birne
- 1 Apfel
- 2 Kiwi
- ½ TL Zimt
- 200 ml Orangensaft
- 200 ml Wasser

Zubereitung:
1. Das Strunkende vom Mangold entfernen und äußere Blätter entfernen, anschließend gründlich abwaschen.

2. Banane und Kiwi schälen, Birne und Apfel klein schneiden. Alles zusammen im Mixer pürieren.

Mango-, Kokosnuss- und Limetten-Smoothie

Das Hinzufügen von Limette verleiht der cremigen Mischung aus Kokosnuss und Mango eine besondere Note.

Zutaten (1 Portion)
1 Mango, entsteint und geschält
60ml Kokoscreme
Saft einer Limette
240g Eiswürfel

Wie wird's gemacht?
Alle Zutaten in einen Mixer geben und 1 Minute lang mischen. In ein Glas geben und sofort servieren.

Apfel – Banane - Smoothie

Zutaten

2 kleine	Bananen
1	Apfel
1,5 Bund	Rucola
1,5	Zitronen
1 Stück	Ingwer
1	**Kohlrabi, die Blätter davon**
etwas	Wasser

Arbeitszeit: ca. 11 Min.
Zubereitungszeit: ca. 6 Min.
Schwierigkeitsgrad: simpel
Kalorien p. P.: keine Angabe

Zubereitung
Bananen und Ingwer abschälen und zerschneiden. Apfel abwaschen zerschneiden. Zitrone auspressen.

Zutaten sowie die abgewaschenen Rucola- und Kohlrabi-Blätter pürieren.

Der Kokos-Smoothie

Dauer: 4 Minuten

Zutaten:

- 1 EL Bio-Kokosöl
- 2 Handvoll Feldsalat oder Babyspinat
- 2 Orangen
- 1 Zitrone
- 250 ml Wasser

Zubereitung:

Feldsalat oder Babyspinat gründlich mit kaltem Wasser abwaschen. Die Orangen schälen und die Zitrone halbieren. Gebt alles, samt dem Wasser, in den Mixer und püriert alles durch. Ihr könnt auch etwas von der Haut der Zitrone abreiben und dazugeben.

Wirkung:
Kokoswasser oder Kokosöl bindet Giftstoffe sehr gut. Kokosprodukte erfreuen sich generell in letzter Zeit hoher Beliebtheit. Dies ist so, weil sie stark antioxidant wirken. Je mehr ihr solche Lebensmittel in eure tägliche Ernährung mit einbindet, desto fitter fühlt ihr euch. Die Zitrusfrüchte unterbinden diesen Smoothie zusätzlich mit Vitamin C. Das gibt einen stärkeren Effekt auf den Körper und Schadstoffe werden so leichter ausgespült.

Avocado - Bananen - Smoothie

Zutaten für 1 Portion:

½ Avocado, Fruchtfleisch ausgekratzt
1 Banane, geschält und geschnitten
1 Tasse Milch
1 – 2 EL Honig

Zubereitung:

Alle Zutaten in den Mixer geben und cremig pürieren.

Apfel Fenchel Smoothie

Zutaten für 1 Person (213 kcal)

- 100 ml Wasser
- 1 Birne
- 1 Apfel
- 1 kleine Fenchelknolle,
- 2 getrocknete gewürfelte Feigen
- 5 g frischer geschälter Ingwer
- 1 Kästchen Kresse

Alle aufgelisteten Zutaten in den Mixer oder Smoothie Maker geben und zu einem cremigen Saft mixen. Nachdem mixen, wenn möglich sofort genießen.

Abwehr Smoothie

Zutaten für 1 Person (260 kcal)

- 1 Handvoll Holunderbeeren
- 2 Äpfel (entkernt)
- 1 Handvoll Endiviensalat oder 1 Handvoll Brennnesseln
- 2 Datteln (entsteint) (zum Süßen)
- etwas Vanille
- Wasser nach Bedarf

Alle aufgelisteten Zutaten in den Mixer oder Smoothie Maker geben und zu einem cremigen Saft mixen. Nach dem Mixen möglichst sofort genießen.

Kirsch-Bananen und Mangold Smoothie

Zutaten
2 Bananen
Ein Becher Kirsche, entkernt
1/4 Teelöffel Vanille Extrakt
4 Mangoldblätter
Ein Esslöffel Kürbussamenproteinpulver von Sprout Living
250ml gefiltertes Wasser

Zubereitung
Beginnend mit der Flüssigkeit, alle Zutaten im Mixer auf hoher Geschwindigkeit für 30 Sekunden mixen.

Erdbeere- Ananas- Kokos Smoothie

Für zwei Portionen
200 g Erdbeeren
225 g frische Ananas
100 ml Kokosmilch

Zubereitung:
Alle Zutaten in den Mixer geben und kurz mixen.

Tipp:
Je nach Belieben den Smoothie etwas spritziger machen mit ein bisschen Limettensaft

Genuss-Smoothie

Ergibt 2 Portionen
Pro Portion: ca. 170 Kalorien
Zubereitungszeit: ca. 7 Minuten

Zutaten:
2 Pfirsiche
1 Apfel
150 ml Mandelmilch
4 Esslöffel Haferkleieflocken
½ Teelöffel Zimt
4 Teelöffel Kakaopulver
Etwas Honig nach Belieben
Wasser nach Belieben

Zubereitung:

1. Waschen Sie die Pfirsiche und den Apfel und
schneiden Sie alles grob in Stücke.
2. Geben Sie alle Zutaten in den Mixer.
3. Zerkleinern Sie alles 30 Sekunden auf mittlerer Stufe,
dann 1 Minute auf höchster Stufe.
4. Nach Belieben können Sie nun weiteres Wasser
angießen, bis die gewünscht Konsistenz erreicht ist.

Und das macht diesen Smoothie so gesund:
- Regt die Bildung von Gute-Laune-Botenstoffen an
- Schützt Nervenzellen und unterstützt die Bildung von

Botenstoffen im Gehirn
- Macht wach und verbessert Konzentration und
Leistungsfähigkeit

Heidelbeeren Bananen Smoothie

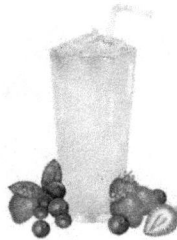

Zubereitungszeit	5 Minuten
Geeignet für	2 Portionen

Zutaten:
- 125 g Heidelbeeren
- 1 Banane, reif
- 225 ml Naturjoghurt
- ½ TL Zimt
- 1 TL Agavendicksaft

Zubereitung:
1. Die Heidelbeeren waschen und die Banane in Scheiben schneiden, anschließend mit den restlichen Zutaten cremig pürieren.

Gesunde Stärkungsmittel

Alle Säfte und Smoothies sind reich an Vitaminen und Mineralien, aber die fruchthaltigen, die für dieses Kapitel ausgewählt wurden, bieten eine besonders starke Stärkung des Immunsystems.

Maxi C

Hier ist der ultimative Muntermacher für den Fall, dass du eine Erkältung im Anmarsch spürst. Dieser Saft ist vollgepackt mit Vitamin C in seiner stärksten und reinsten Form.

Zutaten (1 Portion)
240g schwarze Johannisbeeren
240g rote Johannisbeeren
2 Kiwis, geschält
2 Orangen, geschält

Wie wird's gemacht?
Die schwarzen Johannisbeeren, roten Johannisbeeren, Kiwis und Orangen durch einen Entsafter geben. In ein Glas geben und sofort servieren.

Der Energizer Supersaft

Dieser Gemüsesaft kombiniert süßes Wurzelgemüse und zartes Gemüse und sorgt so für eine leckere Vitaminüberladung.

Zutaten (1 Portion)
1 gekochte Rübe, geschält und geschnitten
2 Karotten, geschält und geschnitten
480g Babyspinat
¼ Gurke

Wie wird's gemacht?
Alle Zutaten in einen Entsafter geben. In ein Glas geben und sofort servieren.

Hafer - Früchte - Smoothie

Zutaten

1,5	Bananen
130 g	TK-Beeren
50 g	**Haferflocken, zarte**
260 ml	Milch
.	Zimt
1,5 TL	Honig
	Als Dekoration:
1 Scheibe	Banane

Arbeitszeit: ca. 6 Min.
Zubereitungszeit: ca. 6 Min.
Schwierigkeitsgrad: normal
Kalorien p. P.: keine Angabe

Zubereitung
Bananen abschälen, zerteilen und mit den anderen Zutaten pürieren.

Smoothie in ein Glas eingießen, mit einer Scheibe Banane am Glasrand dekorieren.

Römersalat Smoothie

Zutaten für 1 Person (215 kcal)

- 150 ml Wasser
- 1 Orange
- 1 Banane (geschält)
- 5 Blätter Römersalat
- 1/2 Mango

Alle aufgelisteten Zutaten in den Mixer oder Smoothie Maker geben und zu einem cremigen Saft mixen. Nachdem mixen, wenn möglich sofort genießen.

Kürbis Genuss

Zutaten   für   1   Person   (270   kcal)

- 100 g Kürbis (Butternut oder Hokkaido)
- 1 reife Banane (geschält)
- 250 ml Walnussmilch
- 1/2 TL Kürbiskuchen Gewürz

Alle aufgelisteten Zutaten in den Mixer oder Smoothie Maker geben und zu einem cremigen Saft mixen. Nach dem Mixen wenn möglich sofort genießen.

Erdbeeren-Rhabarberkuchen Smoothie

Zutaten
2 Becher molkenfreie Milch
Ein Becher Spinat, je nach Wunsch auch Zwei
1/4 Becher Pecan
Ein Becher Rosinen
Ein Becher Hafer
Ein Teelöffel Vanille
1/2 Teelöffel Zimt
2 Becher roher Rhabarber, gehackt
Ein Becher Erdbeeren
Eine Banane

Zubereitung
Alle Zutaten gut zusammenmixen und genießen! Mit einem Stück Gurke servieren.

Super Refresher

ca. 65 Kalorien, Zubereitungszeit: ca. 5 Minuten

Der Effekt:
- Entwässert und entgiftet
- Sättigt lange und beugt Heißhunger vor
- Sorgt für schöne Haut, reguliert Trockenheit wie auch zu fettige Haut

Zutaten:
1 Pfirsich
250 g Wassermelone
½ Gurke
¼ Limette
1 Esslöffel Acai-Pulver
Etwas Wasser
1 – 2 Handvoll Eiswürfel

Zubereitung:
1. Waschen Sie Obst und Gemüse und schneiden Sie es grob in Stücke.
2. Geben Sie die festen Zutaten in den Mixer.
3. Fügen Sie etwas Flüssigkeit hinzu und mixen Sie alles.
4. Nach und nach können Sie nun so viel Flüssigkeit angießen, bis die gewünscht Konsistenz erreicht ist.
5. Am Schluss das Eis hinzufügen und mitmixen. Sie können diesen Smoothie nach Belieben wie ein Sorbet

löffeln.

Was ist das Besondere an diesem Smoothie?

- Melonen sind extrem kalorienarm, aber reich an wertvollen Antioxidantien, allen voran Beta Carotin, das Augen und Haut schützt. Zudem entwässern sie und ihre Ballaststoffe machen lange satt.

- Die Limette liefert hochdosiertes Vitamin C. Das regt das Immunsystem an und aktiviert die Fettverbrennung.

- Die Gurke ist sehr kalorienarm, aber reich an Zink. Das wiederum schützt effektiv vor Heißhunger und sorgt für gesunde Zellen.

- Die Acai-Beeren enthalten Antioxidantien, die Krebs vorbeugen, gegen Arthritis, einen zu hohen Cholesterinspiegel, erektile Dysfunktionen und Stimmungsschwankungen helfen können. Die Beere wirkt entgiftend, verbessert die Hautbeschaffenheit und Konzentration.

- Pfirsiche enthalten Beta Carotin, einen hervorragenden Radikalefänger, der die Aktivität der Immunzellen aktiviert. Beta Carotin verbessert zudem die Hautbeschaffenheit. Viel Calcium in den Früchten hilft beim Abnehmen.

Trauben Smoothie

Zubereitungszeit	5 Minuten
Geeignet für	2 Portionen

Zutaten:
- 120 g Weintrauben, ohne Kerne
- 1 Banane
- 140 ml Traubensaft
- 1 Msp. Kardamom
- 1 Spritzer Zitronensaft

Zubereitung:
1. Die Weintrauben waschen und die Banane schälen.

2. Mit dem Zitronensaft, Traubensaft und dem Gewürz im Mixer pürieren.

Fettverbrenner Smoothie

Genau genommen verbrennt dieser Smoothie kein Fett. Guarana soll jedoch unseren Stoffwechsel beschleunigen, sodass es dich definitiv auf dem Weg zum Training voranbringen wird.

Zutaten (1 Portion)
60g Erdbeeren, entstielt
60g Himbeeren
60g Blaubeeren
60g Preiselbeeren
60ml Apfelsaft
1 Teelöffel Guarana-Pulver
1 Esslöffel Aloe Vera Saft

Wie wird's gemacht?
Alle Zutaten in einen Mixer geben und 1 Minute lang mischen. In ein Glas geben und sofort servieren.

Bananen – Himbeer – Kiwi -Smoothie

Zutaten

110 g	Himbeeren
1,5	Bananen
1	Kiwi
70 g	**Naturjoghurt**
110 ml	Milch
1 Pck.	Vanillezucker
	Mineralwasser

Arbeitszeit: ca. 6 Min.
Zubereitungszeit: ca. 6 Min.
Schwierigkeitsgrad: simpel
Kalorien p. P.: ca. 165 kcal

Zubereitung
Himbeeren, Banane und Kiwi pürieren.
Dann Joghurt, Milch und Vanillezucker zufügen und
pürieren.

Leckerer Herbst

Zutaten für 1 Person (320 kcal)

- 2 reife Birnen (entkernt)
- 1 Spritzer Zitrone
- 1-2 Handvoll Feldsalat oder 1 Handvoll Giersch
- ½ Avocado (entsteint und geschält)
- Wasser nach Bedarf

Alle aufgelisteten Zutaten in den Mixer oder Smoothie Maker geben und zu einem cremigen Saft mixen. Nachdem mixen, wenn möglich sofort genießen.

Paleo Smoothie

Zutaten für 1 Person (152 kcal)

- 1 Cup gekochter abgekühlter Kräutertee
- 1/2 Cup zerstoßenes Eis
- 1 Cup Gemischte gefrorene Beeren
- 1 EL Nussbutter
- 1 Messlöffel Protein Pulver

Alle aufgelisteten Zutaten in den Mixer oder Smoothie Maker geben und zu einem cremigen Saft mixen. Nach dem Mixen möglichst sofort genießen.

Nektarinen Buttermilch Smoothie

Zubereitungszeit	5 Minuten
Geeignet für	2 Portionen

Zutaten:
- 5 Nektarinen
- 400 g Buttermilch
- 50 ml Mandelmilch
- 2 EL Agavendicksaft
- 1 Spritzer Zitronensaft
- ½ TL Zimt

Zubereitung:
1. Die Nektarinen entkernen.

2. Alle Zutaten im Mixer miteinander cremig pürieren.

Karotten-, Apfel-, Sellerie- und Rote Beete-Saft

Für diejenigen, die ein wenig Angst vor Rote Beete Saft haben, ist dies das perfekte Getränk, um euch bekannt zu machen. Er ist süß, locker und leicht zu trinken.

Zutaten (1 Portion)
1 Karotte, geschnitten
1 Apfel
1 Selleriestange, geschnitten
2 kleine Rote Beete, geschnitten

Wie wird's gemacht?
Alle Zutaten in einen Entsafter geben. In ein Glas geben und sofort servieren.

Bloody Smoothie

Zutaten

3	Blutorangen
1	Banane
1 Becher	**Naturjoghurt, 3,5 %**
1 EL, gehäuft	Waldhonig
1 Spritzer	Zitronensaft

Arbeitszeit: ca. 11 Min.
Zubereitungszeit: ca. 6 Min.
Schwierigkeitsgrad: simpel
Kalorien p. P.: keine Angabe

Zubereitung

Die Blutorangen kurz waschen, halbieren und dann auspressen.
Die Banane schälen und in kleine Stücke schneiden.
Den Orangensaft mit allen anderen Zutaten in einem Mixer klein pürieren.
In Gläser einfüllen und genießen.

Kürbis Genuss

Zutaten für 1 Person (270 kcal)

- 100 g Kürbis (Butternut oder Hokkaido)
- 1 reife Banane (geschält)
- 250 ml Walnussmilch
- 1/2 TL Kürbiskuchen Gewürz

Alle aufgelisteten Zutaten in den Mixer oder Smoothie Maker geben und zu einem cremigen Saft mixen. Nachdem mixen, wenn möglich sofort genießen.

Mango Ananas Smoothie

Zutaten für 1 Person (246 kcal)

- 100 ml Kokoswasser
- 1/2 Mango
- 1/2 Ananas
- 1/4 Limette
- 1 Orange
- 5 g geschälter Ingwer
- 1/2 Bund Koriander

Alle aufgelisteten Zutaten in den Mixer oder Smoothie Maker geben, zu einem cremigen Saft mixen. Nach dem Mixen wenn möglich sofort genießen.

Grünkohl Frucht Smoothie

Zubereitungszeit	10 Minuten
Geeignet für	2 Portionen

Zutaten:

- 125 g küchenfertiger Grünkohl
- 2 Bananen, reif
- 1 Apfel
- 50 g Himbeeren
- 1 EL Zitronensaft
- 1 Prise Kurkuma
- 1 Prise Cayennepfeffer

Zubereitung:
1. Banane schälen und klein schneiden.

2. Apfel ebenso klein schneiden, Himbeeren spülen.

3. Alle Zutaten im Mixer ordentlich vermengen.

Bananen- und Toffee-Smoothie

Dieser unwiderstehlich köstliche Smoothie wird durch die Dulce de leche süß und durch den Joghurt samtig weich gemacht.

Zutaten (1 Portion)
1½ Bananen, geschält und geviertelt
1 Esslöffel Dulce de leche
120g einfacher fettarmer Joghurt
60ml Milch
1 Ingwerplätzchen

Wie wird's gemacht?
Die Bananen, die Dulce de leche, den Joghurt und die Milch in einen Mixer geben. 1 Minute lang mischen, bis alles glatt ist. In ein Glas gießen und den Keks darüber zerbröckeln.

Himbeer-Erdbeer-Smoothie

Zutaten

210 g	TK-Erdbeeren
110 g	Himbeeren
3,5 EL	Zucker
310 ml	Milch
80 g	**Crème fraîche**
1 Pck.	Vanillezucker

Arbeitszeit: ca. 6 Min.
Zubereitungszeit: ca. 6 Min.
Schwierigkeitsgrad: simpe
 Kalorien p. P.: keine Angabe

Zubereitung

Alle Zutaten pürieren.

Birnen Winter Zauber

Zutaten für 1 Person (150 kcal)

- 1 Birne (entkernt)
- 1 Banane (geschält)
- 50 ml Orangensaft
- 50 ml Wasser

Alle aufgelisteten Zutaten in den Mixer oder Smoothie Maker geben und zu einem cremigen Saft mixen. Nachdem mixen, wenn möglich sofort genießen.

Bananen Nuss Smoothie

Zubereitungszeit	5 Minuten
Geeignet für	2 Portionen

Zutaten:

- 2 Bananen
- 30 g Haferflocken
- 1 Handvoll Nussmischung
- 1 TL Chia Samen
- 1 EL Agavendicksaft
- 250 g Joghurt, fettarm
- 50 ml Mandelmilch

Zubereitung:

1. Banane schälen, klein schneiden und mit den restlichen Zutaten im Mixer pürieren.

Himbeer- und weißer Schoko-Milchshake

Wähle das beste Eis, das du finden kannst, da es hier einen großen Unterschied macht.

Zutaten (1 Portion)

180g Himbeeren

300ml weißes Schokoladeneis

2 Esslöffel Milch

Wie wird's gemacht?

Alle Zutaten in einen Mixer geben und 1 Minute lang mischen. In ein Glas geben und sofort servieren.

Bananen - Himbeer - Pfirsich Smoothie

Zutaten

1,5	Pfirsich
1	Banane
140 g	TK-Himbeeren
etwas	Mineralwasser
wenig	Zucker

Arbeitszeit: ca. 11 Min.
Zubereitungszeit: ca. 6 Min.
Schwierigkeitsgrad: simpel
Kalorien p. P.: keine Angabe

Zubereitung
Pfirsich kleinschneiden, Banane abschälen, klein schneiden, alles pürieren, dann die Himbeeren zugeben, pürieren.

Birnen Grünkohl Smoothie

Zutaten für 1 Person (134 kcal)

- 2 Birnen (entkernt)
- 1 Handvoll Grünkohl (ohne Strunk)
- 1 Schuss Honig
- 150 ml Wasser
- 1 Stück Ingwer

Alle aufgelisteten Zutaten in den Mixer oder Smoothie Maker geben und zu einem cremigen Saft mixen. Nachdem mixen, wenn möglich sofort genießen.

Mango Kirschen Smoothie

Zutaten   für   1   Person   (249   kcal)

- 150 ml Milch
- 150 g Natur Joghurt
- 150 g Mango (entsteint)
- 100 g Sauer Kirschen (entkernt)
- 1 TL Stevia
- 1 TL Zitronensaft

Alle oben genannten Zutaten in den Mixer oder Smoothie Maker geben und zu einem cremigen Saft mixen. Nach dem Mixen wenn möglich sofort genießen.

Schneller Spinat-Gurken Smoothie

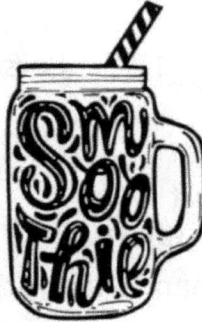

Zubereitungszeit	5 Minuten
Geeignet für	2 Portionen

Zutaten:
- 100 g Blattspinat, frisch
- 1 Gurke
- 5 Orangen
- 75 ml Wasser

Zubereitung:
1. Spinat und Gurke waschen, Stängel vom Spinat abtrennen.

2. Orangen schälen und alles zusammen im Mixer pürieren.

Mango-, Ananas- und Papaya-Eiscreme Smoothie

Ein wunderbar exotisches Flüssig-Eis.

Zutaten (1 Portion)
½ Mango, geschält und entsteint
120g Ananasstücke
½ kleine Papaya, geschält und entkernt
120ml Vanilleeiscreme
4 Eiswürfel

Wie wird's gemacht?
Alle Zutaten in einen Mixer geben und 1 Minute lang mischen. In ein Glas geben und sofort servieren.

Grüner Klassiker

Zutaten   für   1   Person   (65   kcal)

- 1 Apfel (entkernt)
- 1 große Handvoll Feldsalat
- Wasser nach bedarf
- etwas Zimt

Alle   aufgelisteten   Zutaten   in   den   Mixer   oder

Smoothie Maker geben und zu einem cremigen Saft mixen. Nach dem Mixen am besten sofort genießen.

Schoko Dattel Shake

Zubereitungszeit	5 Minuten
Geeignet für	2 Portionen

Zutaten:
- 25 g Kakaopulver
- 140 ml Mandelmilch
- 4 Datteln
- 2 Bananen
- 1 Handvoll Mandeln
- 1 TL Zimt

Zubereitung:
1. Die Bananen schälen und klein schneiden.
2. Datteln entkernen.
3. Alle Zutaten im Mixer pürieren.

Kaffee Granita

Dieses Getränk ist eine ideale Erfrischung, die nach einem Sommeressen serviert wird.

Zutaten (1 Portion)
1 Teelöffel Instantkaffee, gelöst in 1 Teelöffel kochendem Wasser
1 Teelöffel Zucker (optional)
120g Eiswürfel

Wie wird's gemacht?
Alle Zutaten in einen Mixer geben und 1 Minute lang mischen. In ein Schnapsglas oder eine Espressotasse geben und sofort servieren.

Cremiger Winter Smoothie

Zutaten   für   1   Person   (170   kcal)

- 2 Banane (geschält) (reif)
- 1 Handvoll Babyspinat
- 1 EL Zimt
- 100 ml Wasser

Alle aufgelisteten Zutaten in den Mixer oder Smoothie Maker geben und zu einem cremigen Saft mixen. Nach dem Mixen dann möglich sofort genießen.

Ingwer- und Birnenpudding-Smoothie

Der Ingwer bringt eine würzige Wärme in diesen fruchtigen Smoothie.

Zutaten (1 Portion)
1 reife Birne, geschält, entkernt und geviertelt
300ml Ingwer-Eiscreme
3 Esslöffel Schlagsahne
2 Ingwerplätzchen, zerbröckelt

Wie wird's gemacht?
Alle Zutaten mit Ausnahme der Ingwerkekse in einen Mixer geben und 1 Minute lang mischen. In ein Glas gießen und mit den zerbröckelten Keksen belegen. Sofort servieren.

www.ingramcontent.com/pod-product-compliance
Lightning Source LLC
Chambersburg PA
CBHW060232030426
42335CB00014B/1417